BAJA EN CARBOHIDRATOS

Recetas de desayunos asombrosas bajas en carbohidratos

(Para principiantes)

Bart Soto

Publicado Por Daniel Heath

© **Bart Soto**

Todos los derechos reservados

Baja En Carbohidratos: Recetas de desayunos asombrosas bajas en carbohidratos (Para principiantes)

ISBN 978-1-989853-64-1

Este documento está orientado a proporcionar información exacta y confiable con respecto al tema y asunto que trata. La publicación se vende con la idea de que el editor no esté obligado a prestar contabilidad, permitida oficialmente, u otros servicios cualificados. Si se necesita asesoramiento, legal o profesional, debería solicitar a una persona con experiencia en la profesión.

Desde una Declaración de Principios aceptada y aprobada tanto por un comité de la American Bar Association (el Colegio de Abogados de Estados Unidos) como por un comité de editores y asociaciones.

No se permite la reproducción, duplicado o transmisión de cualquier parte de este documento en cualquier medio electrónico o formato impreso. Se prohíbe de forma estricta la grabación de esta publicación así como tampoco se permite cualquier almacenamiento de este documento sin permiso escrito del editor. Todos los derechos reservados.

Se establece que la información que contiene este documento es veraz y coherente, ya que cualquier responsabilidad, en términos de falta de atención o de otro tipo, por el uso o abuso de cualquier política, proceso o dirección contenida en este documento será responsabilidad exclusiva y absoluta del lector receptor. Bajo ninguna circunstancia se hará responsable o culpable de forma legal al editor por cualquier reparación, daños o pérdida monetaria debido a la información aquí contenida, ya sea de forma directa o indirectamente.

Los respectivos autores son propietarios de todos los derechos de autor que no están en posesión del editor.

La información aquí contenida se ofrece únicamente con fines informativos y, como tal, es universal. La presentación de la información se realiza sin contrato ni ningún tipo de garantía.

Las marcas registradas utilizadas son sin ningún tipo de consentimiento y la publicación de la marca registrada es sin el permiso o respaldo del propietario de esta. Todas las marcas registradas y demás marcas incluidas en este libro son solo para fines de aclaración y son propiedad de los mismos propietarios, no están afiliadas a este documento.

TABLA DE CONTENIDO

Parte 1 1

Introducción 2

Capítulo 1: Antes Que Nada 4

Antes De Seguir Una Dieta Baja En Carbohidratos 4
¿Debería Comenzar Una Dieta Baja En Carbohidratos? 8
¿Qué Sucede En Una Dieta Baja En Carbohidratos? 9
La Ciencia Básica 10
El Estado De Cetosis 11
Síntomas De La Cetosis 11
Comenzando La Dieta Baja En Carbohidratos 13
Qué Más Necesita Saber 15
Cocina A Prueba De Carbohidratos 16
Compras Cuando Se Está En Una Dieta Baja En Carbohidratos
.... 17
Monitoree Su Progreso 17
Preparación De Las Comidas Bajas En Carbohidratos 18
Tiempo Y Compromiso 19

Capítulo 2: Comenzando 20

Dos Semanas De Bajos Carbohidratos 20
Su Nuevo Plato 23
Porciones De Comida 27
Un Vistazo Diario A Las Primeras Dos Semanas 28
Después De Las Primeras Dos Semanas 32
Mantenimiento: Añada Más Carbohidratos A Su Dieta 33

Capítulo 3: Compra De Alimentos Bajos En Carbohidratos 34

Plan De Estrategia De 3 Pasos Para La Compra De Alimentos
Bajos En Carbohidratos 34
Paso 1: Prepare Su Lista De Mercado 34
Paso 2: Manténgase En El Perímetro 35
Paso 3: Compre En El Mercado Del Granjero Local O En La
Carnicería 36
Qué Debe Incluir En Su Lista De Compras 37

Conclusión 52

Parte 2 54

Introducción 55

AVISO DE EXENCIÓN DE RESPONSABILIDAD 56

Capítulo 1 - ¿Qué Es Una Dieta Baja En Carbohidratos? 59

Capítulo 2 - Diferentes Enfoques Para Lograr Resultados Ideales 65

Capítulo 3 - El Caso De La Dieta Atkins: Ser Estricto O No .. 70

MIRANDO LA FASE DE INDUCCIÓN 71
ALIMENTOS PERMITIDOS 72
LOS PROS Y CONTRAS DE LA FASE DE INDUCCIÓN 74
MÁS VENTAJAS Y DESVENTAJAS DE LAS DIETAS BAJAS EN CARBOHIDRATOS 77

Capítulo 4 - ¿Qué Aspecto Tiene Una Dieta Baja En Carbohidratos? 80

IDEAS PARA EL ALMUERZO 84
ENSALADA, NO SANDWICH 85
ADEREZO DE ENSALADA CÉSAR: 88
OPCIONES DE CENA 92
ALBÓNDIGAS AL HORNO 93
CALABAZA ESPAGUETI 94
SOPA DE COLIFLOR 95
OPCIONES DE REFRIGERIO 101

Capítulo 5 - Cómo Hacer Tu Plan De Comidas Bajas En Carbohidratos De 7 Días 104

EL SECRETO DE 6 HORAS 104
EJEMPLO DE PLAN DE COMIDAS DE UN SOLO DÍA 106

Conclusión 107

Parte 1

Introducción

Gracias y Bienvenido a mi libro.

No es uno de mis temas favoritos, pero siempre me preguntan si yo he probado la dieta baja en carbohidratos, si esa dieta funciona y en realidad qué tan fácil es seguirla.

De modo que, en lugar de ignorar toda la fanfarria que se teje alrededor de este estilo de vida tan promocionado, pensé que podía preparar esta guía simple y "fácil de tragar", para encausar a la gente en el camino correcto hacia cómo perder peso rápida y fácilmente con una dieta baja en carbohidratos.

Aunque inicialmente el dejar de comer pizza, pasta o pan puede parecer un obstáculo insuperable, va a encontrar que puede comer muchos otros alimentos increíbles y deliciosos y además perder peso.Esta no es una dieta de hambre, es una dieta baja en carbohidratos, y además funciona.

Y lo mejor de todo es que al descargar este

libro ya ha comenzado su viaje hacia a la construcción de una mejor persona, usted mismo.

Capítulo 1: Antes que nada

¿Está pensando en comer bajo en carbohidratos?Antes de comenzar con algo, es importante saber en qué se está metiendo.Seguir una dieta baja en carbohidratos es fácil y gratificante, pero al mismo tiempo es un desafío.Lanzarse de cabeza en esto sin antes pensarlo no le va a hacer ningún bien.Siga con cuidado estos consejos antes de empezar.

ANTES DE SEGUIR UNA DIETA BAJA EN CARBOHIDRATOS

Reúna Recursos Válidos
Usted debe ser capaz de entender por qué está escogiendo estos alimentos.De lo contrario, ¿cómo podrá informar a otros y conseguir su apoyo?Es importante tener claras las razones para hacer esto y para justificarlo, de modo que también lo entiendan las personas importantes en su vida.

Para poder hacer esto, debe reunir toda la información a la que pueda echarle mano.Sin embargo, verifique siempre las fuentes.Puede ayudarle el investigar sobre la historia y sobre la gente que ya ha ensayado la dieta baja en carbohidratos.También puede ayudar el conocer a personas que estén usando esa dieta como parte de su estilo de vida.Su contribución a su investigación puede convertirse en algo valioso hoy, y a largo plazo.

También puede utilizar como referencia dietas similares a la de bajos carbohidratos como la dieta Atkins, que hoy día es muy popular.Es una dieta utilizada por muchos, incluyendo celebridades, para mantenerse en perfectas condiciones.

Consulte con su médico
El conocer el éxito que muchas personas han tenido siguiendo dietas bajas en carbohidratos puede hacer que cualquiera se zambulla en esta aventura sin hacer antes ninguna pregunta.Esto es peligroso y

no recomendable, sobre todo en el caso de personas con problemas de salud.El único remedio es consultar al médico antes de comenzar con esta dieta.

El limitar la ingestión de carbohidratos afecta a las personas en forma diferente y lo que le sucede a uno podría no ser lo mismo que le pasa a otro.Lo que uno experimenta talvez no lo experimentan otros.Los médicos pueden explicarle mejor lo que sucede a su cuerpo, por lo que es importante hablar primero con ellos.Ellos pueden recomendarlelas medidas a tomar, para que pueda con seguridad seguir una dieta baja en carbohidratos sin preocuparse por su salud.

Además, usted va a experimentar algunos síntomas físicos durante sus primeras semanas con una dieta baja en carbohidratos.Los médicos pueden explicarle con más detalle lo que le sucede al cuerpo humano durante este período.

Consiga el apoyo de su familia y amigos (y de sus colegas si es necesario)
Y he aquí por qué debe reunir información válida sobre la dieta baja en carbohidratos y por qué primero debe hablar con su médico. Cuando le informe a sus familiares y amigos sobre lo que está a punto de hacer, de seguro mucho de ellos le preguntarán si sabe lo que está haciendo. Entonces usted podrá contestarles correctamente y con toda seguridad.

Luego de convencerlos de que sabe en lo que se está metiendo, cuénteles los beneficios que al final va a encontrar – no sólo físicamente, sino también desde el punto de vista de la salud.Es un gran cambio positivo en su vida. Así, puede tener el apoyo de ellos, lo que es crucial en el proceso general de la dieta baja en carbohidratos.Necesita todo el apoyo que pueda conseguir, y así no tendrá que explicar todo el tiempo por qué está comiendo en la forma que lo hace.

Uno de los escenarios más temidos en la vida de quienes siguen dietas bajas en carbohidratos son los eventos sociales o las reuniones familiares.Si no pudo informarle a su familia y amigos antes de comenzar con esta dieta, va a terminarteniendo que explicárselo cada vez que asista a uno de esos encuentros.

Si por el contrario ya hizo su tarea de explicarles, talvez serán lo suficientemente considerados con su situación e incluso puede ser que preparen algunos platos solo para usted.

Sin embargo, la pregunta aún sigue pendiente de una respuesta:

¿DEBERÍA COMENZAR UNA DIETA BAJA EN CARBOHIDRATOS?

El comenzar y adaptarse a un estilo de alimentación baja en carbohidratos es una decisión muy importante.La mayoría de las veces se aplica ésta como una dieta para bajar de peso, pero usted debe estar preparado, cualquiera sea su objetivo de acondicionamiento físico.

¿QUÉ SUCEDE EN UNA DIETA BAJA EN CARBOHIDRATOS?

La idea general de la dieta baja en carbohidratos es sustituir los alimentos que son malas fuentes de carbohidratos, o sea de carbohidratos malos, con buenas fuentes de carbohidratos, o carbohidratos buenos.

A medida que hace esto, tendrá que aprender a limitar a largo plazo su ingesta de carbohidratos buenos. Aprenderá a centrarse en hacer elecciones de carbohidratos que sean más saludables.Más aún, aprenderá a limitar su consumo de azúcar, lo que puede ayudar a mantener en la sangre un nivel de azúcar estable y saludable.

La Ciencia Básica

La dieta baja en carbohidratos consiste en eliminar de su dieta los azúcares refinados y los almidones.No hay necesidad de comprar productos hechos especialmente o artículos extra.Basta con eliminar de su dieta las fuentes de azúcares y almidones poco saludables y limitar su ingesta de carbohidratos a una cierta cantidad por día.

Esto no significa que tiene que matarse de hambre.El resto de la dieta serán verduras sin almidón, proteínas y grasas saludables, que son fuentes de carbohidratos buenos.Mientras que los azúcares y los carbohidratos refinados hacen que el azúcar en su sangre suba y baje en forma agresiva, los carbohidratos buenos harán que el azúcar en su sangre permanezca estable.Los carbohidratos malos también pueden hacer que usted anhele consumir más y más de cada uno de ellos, mientras que los carbohidratos buenos satisfacen su apetito por largos períodos de tiempo, así que al final termina comiendo menos.

El Estado de Cetosis

Pronto notará que su cuerpo está cambiando.A medida que elimina los carbohidratos de su dieta, entrará en un estado llamado de cetosis.En este estado, su metabolismo se restablecerá.En lugar de quemar azúcar (o glucosa) como combustible energético, su cuerpo quemará grasas.De ahí en adelante se pueden consumir alimentos ricos en grasas, pero se continúa perdiendo peso.

Cuando no encuentra azúcar en la sangre, el cuerpo utiliza la grasa almacenada como energía combustible para los músculos.Este es el secreto de la dieta baja en carbohidratos y por esto todo el mundo la adora. Con ella usted puede comer alimentos que "engordan", pero sin embargo seguirá perdiendo peso rápidamente.

Síntomas de la Cetosis

Cuando esté en estado de cetosis, estará de mejor humor y con explosiones de energía, que son los dos principales beneficios de la cetosis.Otros beneficios incluyen:

- Reduce los niveles de insulina
- Aumenta la capacidad del cuerpo para quemar grasa
- Quema más calorías
- Mantiene el apetito en control
- Promueve el crecimiento muscular
- Reduce el exceso de agua en el cuerpo

Por otra parte, los síntomas de la cetosis pueden causar la llamada gripe keto. Esta es un grupo de síntomas similares a los de la gripe, que incluyen dolor de cabeza y náuseas. No se preocupe, su cuerpo solo está adaptándose a los cambios que está teniendo.Asegúrese de beber muchos líquidos durante este período, incluso caldo de carne con sal.

Algunos síntomas más leves tales como cambio en el olor del aliento pueden indicar que su cuerpo ha alcanzado el estado de cetosis.Sólo para estar seguro, puede utilizar las llamadas tiras keto para análisis de orina para identificar si tiene cetonas en la orina – lo que sería un indicador claro del estado de cetosis.

Finalmente:

COMENZANDO LA DIETA BAJA EN CARBOHIDRATOS

La dieta baja en carbohidratos típica incluye cuatro fases.Se comienza con la fase de inducción que es la parte más restrictiva de la dieta y que dura unas 2 semanas.

*Fase 1: La Fase de Inducción.*En esta fase sólo puede comer como máximo 40 gramos de carbohidratos por día durante los siguientes 14 días.El resto de la dieta proviene de grasas, proteínas y vegetales de hojas verdes.

*Fase 2:La Fase de Balanceo.*En esta fase, puede agregar poco a poco pequeñas cantidades de frutos secos, frutas y vegetales bajos en carbohidratos.

Aquí comenzará a notar una pequeña pérdida de peso.

*Fase 3: La Fase de Ajuste.*Al llegar a esta fase ya ha perdido una cantidad considerable de peso, aunque todavía no haya alcanzado su meta.puede agregar más alimentos con bajo contenido de carbohidratos en su dieta hasta bajar un poco la pérdida de peso que está experimentando.

*Fase 4:La Fase de Mantenimiento.*Al llegar a esta fase ya ha alcanzado su meta de peso.Para mantenerla tiene que comer solo carbohidratos saludables, además de fuentes saludables de proteínas y de grasas.

Sin embargo, no es necesario que siga todas estas fases.Si se mantiene alejado de los carbohidratos malos, puede perder peso y mantenerse así para siempre.

QUÉ MÁS NECESITA SABER

Aprenda a contar carbohidratos
El éxito de la dieta baja en carbohidratos depende de cuántos carbohidratos coma al día.Sólo puede saberlo si aprende a contar carbohidratos.Para esto debe desarrollar el hábito de leer las etiquetas de los alimentos.Aquí está cómo hacerlo en cuatro pasos sencillos:

1. Mire la etiqueta de los alimentos y conozca el tamaño de la porción.Por ejemplo, la porción de mantequilla de maní es de 2 cucharadas, o sea 32 gramos.
2. Calcule el total de carbohidratos.Por ejemplo, en este caso vamos a usar 7 gramos.
3. Revise la cantidad de fibra. Por ejemplo, 2 gramos.
4. Quítele 2 gr a los 7 gramos y le quedan 5 gramos.Eso significa que, por cada 2 cucharadas de mantequilla de maní obtiene 5 carbohidratos netos.

En otras palabras, contar carbohidratos es simplemente= total de carbohidratos - fibra dietética = carbohidratos netos.

Ahora, la parte difícil es contarlos en los alimentos que no vienen empacados.Una vez que haya aprendido a contar los carbohidratos de los alimentos empacados, puede usar esto como base para contar los carbohidratos netos en los alimentos que no vienen empacados.Para estar seguro puede usar como referencia la base de datos de la "USA National Nutrient", para así determinar correctamente el contenido de carbohidratos de alimentos no empacados.

Cocina a prueba de carbohidratos

Nada hará que sus esfuerzos sean más difíciles que la presencia de carbohidratos malos en su cocina.Antes de comenzar la dieta baja en carbohidratos, necesita sacar de su cocina las barras de golosinas y las galletas, papas fritas, pasta, pan blanco, helados y arroz blanco.

Compras cuando se está en una dieta baja en carbohidratos

Comprar alimentos cuando se está en una dieta baja en carbohidratos es diferente a comprarlos para una dieta normal.Sólo tiene que comprar alimentos bajos en carbohidratos y buenas fuentes de carbohidratos.Para hacer esto debe aprender a crear su propia lista de alimentos bajos en carbohidratos y de buenos carbohidratos.Con el tiempo, aprenderá a evitar los pasillos de supermercado donde están los alimentos con altos carbohidratos.En un próximo capítulo, usted aprenderá algo más sobre este tema.

Monitoree su Progreso

De principio a fin, debe llevar un registro de sus movimientos.Cada paso debe anotarlo en un diario de aptitud física, donde incluya su peso, sus medidas, y el porcentaje de grasa corporal.Esto puede ayudarle a monitorear su progreso, especialmente sus adelantos. Tomar fotos de antes y después es también una gran herramienta motivacional.Verá así los cambios sorprendentes.

PREPARACIÓN DE LAS COMIDAS BAJAS EN CARBOHIDRATOS

Cada comienzo de semana debe crear su propio plan de comidas.Un plan alimentario estructurado le puede ayudar a evitar la ingestión de alimentos innecesarios que puede llevar a un atracón.También le puede ayudar a disminuir el estrés de tener que pensar en qué es lo próximo que va a comer.Una comida bien planificada garantiza que usted puede comer la cantidad adecuada de carbohidratos para mantenerse en su nueva dieta.

Por último, debe saber algo acerca de:

TIEMPO Y COMPROMISO

La dieta baja en carbohidratos lleva tiempo para que uno se ajuste a ella.También implica compromiso porque planificar las comidas no es tarea fácil.Necesita que su dieta sea divertida, al mismo tiempo que exigente.Vale la pena cuando se ven los resultados.Enfóquese en eso.

Capítulo 2: Comenzando

No pueden desestimarse los beneficios de la dieta baja en carbohidratos.Además de perder peso fácil y rápidamente, su salud experimentará muchas mejorías.Comenzará a sentirse más enérgico.Dormirá mejor, se sentirá más fuerte y lucirá más joven.Su cuerpo tendrá ahora una mayor resistencia contra las enfermedades y se reducirán las posibilidades de inflamación.

Estas promesas son reales, pero sólo después de que usted y su cuerpo hayan aprendido a ajustarse.Esto toma solo dos semanas.

DOS SEMANAS DE BAJOS CARBOHIDRATOS

Comenzar con la dieta baja en carbohidratos tiene una parte crítica que son las primeras dos semanas.Como se mencionó en el primer capítulo, en las primeras dos semanas sólo se pueden consumir 40 gramos de carbohidratos al día, por lo que esta primera fase es la más restrictiva.También es dramática.

Convertirse a un nuevo estilo de vida en cuanto a su alimentación puede descarrilar a cualquier persona, psicológica, física y emocionalmente.Este es el trabajo del metabolismo de su cuerpo.Varias hormonas de su cuerpo comienzan a trabajar a medida que su metabolismo se está adaptando a este nuevo proceso.

Sin embargo, hay una manera de hacer este trabajo por usted.Teniendo en cuenta que lo máximo que puede ingerir de carbohidratos es 40 gramos diarios, puede cambiar su dieta un poco cada día siempre y cuando cumpla con este requisito máximo.Por ejemplo, en un período de 3 días, puede alternar entre 40g, 30g, 40 g.Este método puede hacer que sea más fácil comenzar.A medida que progrese puede disminuir las cantidades.

La dieta Atkins por ejemplo, requiere a quienes la siguen que coman solo 20 gramos diarios de carbohidratos durante dos semanas.Aunque es un poco duro, si puede comenzar por este camino,siempre podrá logarlo.Estos son algunos consejos de puesta en marcha:

- No olvide hacer el seguimiento de su ingesta de carbohidratos durante las primeras dos semanas.Incluya esto en su diario de condición física.

- Beba mucho líquido, que puede incluso ser caldo con sal.

- Aunque siempre debe contar sus carbohidratos, para esta dieta no se requiere contar las calorías.

- Nunca pase hambre.Coma siempre lo suficiente, pero evite las fuentes no saludables de carbohidratos, proteínas y grasas, lo que nos lleva a lo que debe y no debe comer en su dieta baja en carbohidratos.

SU NUEVO PLATO

Es más fácil crear planes de comida baja en carbohidratos cuando sabe qué alimentos evitar.para las primeras dos semanas, no debe comer lo siguiente:

Alimentos que debe evitar:

frutas de todo tipo
leche
nueces y en general frutos secos
arroz
pasta
pan
bebidas alcohólicas
bebidas endulzadas artificialmente
papas fritas
caramelos
helados

chocolates
carnes frías
alimentos altamente procesados
queso procesado o rallado
papas y otros vegetales con almidón
ostras
hígado de cerdo

Debe evitar incluso las alternativas con bajos carbohidratos de estos alimentos.Para seguir una dieta de bajos carbohidratos debe acostumbrarse a leer las etiquetas.Leerlas le ayudará a definir si está comiendo alguno de los alimentos mencionados anteriormente, especialmente la leche y los frutos secos.

Durante este período de dos semanas, también aprenderá si es alérgico o sensible a ciertos tipos de alimentos como el gluten.Así fácilmente podrá evitar estos alimentos en el futuro.

Alimentos que puede comer
Luego de quitar los alimentos mencionados antes, durante las siguientes dos semanas su plato debería incluir lo siguiente:

Carne, pollo y pescado
La mayoría de las carnes, pescados y aves de corral tienen cero carbohidratos.Prefiera las presentaciones frescas, sin procesar.

Vegetales
La mayoría de los vegetales tienen carbohidratos, pero son la opción más saludable.No aumentan los niveles de azúcar en la sangre, ni sus antojos de comer algo que no sea saludable.De hecho, hacen que se sienta lleno por más tiempo y mantienen estable el nivel de azúcar en la sangre.Para la mayor parte de su dieta baja en carbohidratos, va a buscar su fuente de abastecimiento de carbohidratos en los vegetales.Esto no

incluye las papas ni los vegetales con almidón.

Huevos, Queso y Otros Productos Lácteos
Los huevos sólo tienen menos de 1 gramo de carbohidratos, por lo que están permitidos.También se permiten la crema de leche, el queso crema, el requesón, los quesos duros (tipo Parmesano o Cheddar) y los quesos grasos.

Aceites y Mantequilla
Elija siempre aceites saludables como el de oliva, el aceite de pescado (rico en ácidos grasos Omega-3, buenos para el corazón) y aceite de aguacate.El aceite de coco es un aceite saludable, pero lo analizaremos por separado.La mantequilla es también un aceite saludable, aunque no la margarina.Sin embargo, asegúrese que su mantequilla fue elaborada a partir de leche orgánica.Las vacas alimentadas con pasto producen leche más saludable que las alimentadas con granos.

Aceite de Coco

Entre los aceites saludables el aceite de coco es una de las mejores opciones.No sólo es una excelente fuente de grasa saludable, también ayuda al cuerpo a quemar más grasa cuando está en estado de cetosis.Aumenta el metabolismo y disminuye sus antojos no saludables.Además sabe y huele muy bien.Sin embargo, asegúrese de solo usar aceite de coco virgen.

Hierbas
Al igual que los vegetales, las hierbas también tienen pequeñas cantidades de carbohidratos.Puede utilizarlas libremente, teniendo en cuenta que son una opción más saludable y que tienen muy pocos carbohidratos.

PORCIONES DE COMIDA

Para obtener los mejores resultados durante sus dos primeras semanas, debe dividir sus macros (grasas, proteínas y carbohidratos) con una proporción de 65%, 30% y 5% respectivamente.

Puede, sin embargo, modificar esto de acuerdo con las necesidades de su cuerpo.Por ejemplo, si está apuntándole a un arranque más tolerable, que sería de 10a 40 gramos diarios, su dieta diaria debería ser algo como alguna de estas:

Para descubrir los niveles correctos de macros para su cuerpo, aumente en pequeñas cantidades la ingesta de carbohidratos y reduzca la de grasas.Monitoree su progreso con cada ajuste que haga, para que pueda ver qué combinación es la correcta para usted.

UN VISTAZO DIARIO A LAS PRIMERAS DOS SEMANAS

Días 1-2:Primeros 2 Días
En la dieta baja en carbohidratos los primeros dos días son tan importantes como las primeras dos semanas.Aquí va a comenzar a romper el deseo de su cuerpo de más carbohidratos y más azúcar.Como

resultado, los primeros dos días son cruciales.Su cuerpo se ha acostumbrado a quemar glucosa y carbohidratos como combustible de sus músculos y de sus funciones corporales.Ahora, usted leestá enseñando a su cuerpo a usar en su lugar grasas.

Durante los primeros 2 días se sentirá irritable, débil y cansado.Estará anhelando alimentos azucarados, altos en carbohidratos.Si experimenta síntomas peores que estos, significa que su cuerpo tenía una adicción al azúcar mayor de la que imaginaba.

Otra razón por la qué son importantes estos 2 días es porque los niveles de glucosa en el cuerpo solo duran 2 a 3 días.Si ha evitado los carbohidratos durante estos días, ha impedido que su cuerpo almacene más glucosa como fuente de energía.Solo va a quemar lo que le quede de la glucosa almacenada en su cuerpo.

En cuanto a cuándo comenzar su dieta baja en carbohidratos se recomienda hacerlo un viernes en la noche.Así podrá pasar sus primeros dos días en la comodidad de su hogar.Estará irritable todo el día sin tener que aguantar a gente desu trabajo o de su universidad.Al tercer día, el lunes, podrá pasar a la siguiente parte de la primera fase de su dieta.

Días 3-7:Cambio de Metabolismo
El tercer día, puesto que ha agotado el almacenamiento de glucosa de su cuerpo, comenzará a quemar grasas y proteínas como fuente de energía.Al tener una fuente constante de energía, su cuerpo comenzará a funcionar normalmente otra vez.Su cerebro comenzará a aclararse y se sentirá de nuevo animado y enérgico.

Debe entonces aumentar su consumo de grasas mientras que reduce aún más su ingesta de carbohidratos.Si su cuerpo tiene almacenadas más grasas saludables, tendrá más combustible para quemar para obtener energía.No se preocupe por comer en exceso grasas saludables, ya que esto no es precisamente fácil de hacer.Usted no ha pensado sentarse a beber aceites saludables, ¿correcto?

A este ritmo, su metabolismo es ahora diferente.Ya no está quemando azúcar y carbohidratos, sólo grasas y proteínas.

Día 8-14:Rápida Pérdida de Peso
Después de una semana usted comenzará a sentirse mejor.Tendrá más energía y estará menos irritable.Habrán desaparecido esas situaciones de sus niveles de azúcar subiendo y bajando tipo montaña rusa.Ya no se sentirá inestable cuando tenga hambre.Tendrá menos cambios en su estado de ánimo.Lo que es aún mejor, puede experimentar una pequeña pérdida de peso durante este período.

Finalmente y poco a poco, puede reintroducir carbohidratos en su dieta.Puede incluir en sus comidas alimentos bajos en carbohidratos, manteniendo el consumo de grasas y proteínas.

DESPUÉS DE LAS PRIMERAS DOS SEMANAS

Durante este período, ahora debe ser capaz de:

- Aprender a contar carbohidratos
- Saber qué alimentos evitar
- Saber qué alimentos son nutritivos y puede comerlos.
- Seguir tomando diariamente 8 o más vasos de agua
- Eliminar de su cocina los restos de alimentos altos en carbohidratos, azúcar y comida chatarra

En la tercera semana, es hora de revisar su progreso. Asegúrese de que ha vigilado su dieta durante las últimas dos semanas. Si ha perdido peso, eso es bueno.
Permanezca en la fase 1 hasta que haya alcanzado su meta de peso. Si nada ha

cambiado, considere cambiar su estrategia ajustando sus macros.No se olvide de hacer un seguimiento de sus ajustes, para que sepa qué funciona en su caso.

MANTENIMIENTO: AÑADA MÁS CARBOHIDRATOS A SU DIETA

Cuando ya haya alcanzado su meta de peso, puede agregar más carbohidratos a su dieta.coma carbohidratos buenos sólo para evitar que sus niveles de azúcar caigan y luego aumenten nuevamente.cada semana puede agregar 5 gramos de carbohidratos buenos a su dieta.Notará que ya no está perdiendo peso pero tampoco lo está ganando.

Para servirle de guía en la compra de los alimentos adecuados y de cuáles para añadir a su dieta, pasemos al siguiente capítulo.

Capítulo 3: Compra de Alimentos Bajos en Carbohidratos

Aunque ya sabe qué alimentos evitar y cuáles comer durante las dos primeras semanas de su dieta baja en carbohidratos, todavía no sabecuáles incluir para mantener su peso.Es un poco difícil, especialmente cuando está haciendo lo mejor que puede para evitar en el supermercado los pasillos con artículos "prohibidos".Aquí hay una estrategia de 3 pasos que puede ayudarle en la compra de alimentos con bajo contenido de carbohidratos.

PLAN DE ESTRATEGIA DE 3 PASOS PARA LA COMPRA DE ALIMENTOS BAJOS EN CARBOHIDRATOS

Paso 1: Prepare su Lista de Mercado

Antes de ir al supermercado prepare su propia lista de lo que va a comprar.Esto puede ahorrarle tiempo y dinero.Usted sabe lo que hay que comprar, así que en el supermercado puede ir derecho donde están esos artículos.Esto le va a ahorrar dinero porque una lista le ayuda a evitar comprar artículos que en realidad no necesita.Aquí está otro consejo para ahorrar dinero: aprovisiónese de vegetales.Son los alimentos más baratos y más saludables en su lista de mercado.

Teniendo en cuenta que todavía no está familiarizado con el mantenimiento de su peso en una dieta baja en carbohidratos, puede utilizar como guía la lista de alimentos de las dos primeras semanas.

Paso 2:Manténgase en el Perímetro

Una vez esté en el supermercado, evite en lo posible ir a los pasillos interiores, que son los que generalmente tienen la mayor parte de los alimentos procesados y altos en carbohidratos.Generalmente la mejor manera de hacerlo es darse una vuelta por los pasillos externos, o sea por el "perímetro" del supermercado.Casi siempre es allí donde están los alimentos enteros y frescos, o sea es el lugar donde puede encontrar casi todos los alimentos bajos en carbohidratos.

Puede comenzar en el área de los vegetales y las frutas y luego moverse a la sección de delicatesen o carnes, sin olvidar el área de pescados, y luego ir a los productos lácteos y a los huevos.Si necesita comprar otras cosas, vaya sólo a los pasillos a donde necesite ir.No vaya a las áreas que no están incluidas en su lista de compras.Mírelas si quiere, pero no visite esos pasillos.

Paso 3:Compre en el mercado del granjero local o en la carnicería.

Si hay artículos en su lista que no están en el supermercado, hay casos en los que puede ir donde un granjero local.Los hay incluso en las grandes ciudades.Los agricultores siempre están ansiosos de mostrar lo mejor de su cosecha.Allí puede conseguir alimentos orgánicos y sanos de la mejor calidad.Su producción además no es costosa porque no tienen que pasar por el proceso de reempaque.Los vegetales precortados y empacados y las frutas de los supermercados son caros debido al largo proceso por el que deben pasar.

Aparte de apoyar a los agricultores locales, si va directamente al carnicero local puedeencontrar alternativas más baratas para sus compras de carne.

Estas técnicas suenan fáciles.Si se enfoca en su objetivo final, sabe que lo que está haciendo valdrá la pena.Este no es el momento de actuar basado en su intuición.Siempre esté preparado cuando vaya al supermercado.

QUÉ DEBE INCLUIR EN SU LISTA DE COMPRAS

Después de sus dos primeras semanas, puede incluir en su lista de mercado lo siguiente:

Carnes, pescados y mariscos, aves de corral y huevos

La carne es un alimento básico en la dieta baja en carbohidratos.Debe siempre incluirla en su carrito de mercado.Si todavía está en la fase de inducción, evite las ostras y el hígado de cerdo.Tienen carbohidratos.Los huevos son bajos en carbohidratos y son una buena fuente de grasa saludable.

Aquí está una lista más detallada:

Carne y Pollo	Carnes Frías	Pescados y Mariscos
Carne molida	Jamón prosciutto	Pescado fresco o congelado
Carne en trozos o filetes	Boloña y salami	Salmón fresco o de lata
Asados de carne o de res	Salami tipo	Atún en aceite

Costilla de cerdo o de res Chuletas, lomos y filetes de cerdo Salchichas, jamón y tocino Pollo (entero o por piezas) Pavo molido	pepperoni Cortes fríos como el pastrami (revise que no tenga azúcar añadida) y pechuga de pavo	o en agua Camarones frescos o congelados Cangrejos Langosta Ostras y mejillones

Productos lácteos y queso
Ahora puede añadir esto a su dieta: yogur entero (sin descremar), yogur griego (solo natural o sin descremar), ricota, quesos blandos (tipo granjero o Muenster) y crema agria.

Grasas y aceites saludables
Evite los aceites hidrogenados, incluso los parcialmente hidrogenados.No son buenos para su salud.Use solo aceites altos en

ácidos grasos Omega-3, como el aceite de pescado.Son buenos para el corazón.

Alimentos congelados
Aunque en la fase de inducción no están permitidos los alimentos procesados, ahora ya puede comer alimentos congelados.Solo no se olvide de leer las etiquetas.Revise la cantidad de carbohidratos y de fibra en ellos.

Los alimentos congelados también son ideales para preparaciones de comida.
Con ellos todo se hace rápido, por lo que ahorran tiempo y energía.Una opción es comprar alimentos frescos, dividirlos en porciones, y una vez en bolsas congelarlos.También puede hacer esto con sus carnes, pescados y pollo.

Enlatados
Al igual que con los alimentos congelados, cuando esté comprando productos enlatados debe leer las etiquetas.También

son una gran manera de ahorrar tiempo y energía.

Sin embargo, evite las frutas en conserva con almíbar o las conservas vegetales que tienen contenidoalto de sodio.Busque frijoles de soya o negros, aceitunas y leche de coco sin azúcar.Aquí está una lista completa de conservas permitidas en la dieta baja en carbohidratos:

Mantequilla de maní	Elija la natural y sin azúcar.No olvide refrigerarla después de abrirla.
Sopas	Caldo de pollo y de verduras
Vegetales enlatados	Sauerkraut o col agria Chiles verdes, chiles tipo chipotle y pimientos rojos asados Champiñones Corazones de alcachofa Frijoles verdes Corazones de Palmito Okra o quimbombó

	(revise sin embargo las etiquetas para la adición de azúcar)
Salsas	Salsa para pasta incluyendo salsa Alfredo sin espesante ni azúcar añadida Salsa para pizza
Productos de tomate	Pasta de tomate, salsa de tomate, tomates secos en aceite (añadiendo incluso muy pocos dan mucho sabor) y tomates enlatados.Siempre busque marcas con menor contenido de carbohidratos netos.
Carne	Aparte de lo mencionados antes, puede añadir sardinas y anchoas, salchichas tipo Viena y carne de almuerzo, pero sólo en pequeñas porciones.La carne real sigue siendo más saludable.

Nueces y semillas

Los frutos secos y semillas son siempre opciones saludables. La harina, leche, mantequilla y aceites de almendras, linaza o de coco son siempre los mejores. También son perfectos cuando vaya a hornear algo. Otros incluyen.

Nueces	Semillas
Almendras	Semillas de ajonjolí
Avellanas	Semillas de calabaza
Nueces de macadamia	Semillas de girasol
Nueces	
Nueces tipo pecans	

Usted puede crear su propia mezcla con estos frutos secos, y si los congela le durarán más tiempo.

Condimentos y especias

Algunas especias realmente aumentan la capacidad de pérdida de peso de su cuerpo, sobre todo mientras esté en cetosis.Para aumentar el poder de su cuerpo para quemar grasa, agregue lo siguiente a su dieta:

- Mostaza
- Aderezo de ensalada
- Salsa de soya (si no es alérgico al gluten)
- Salsa picante
- Salsa pesto
- Mayonesa entera
- Relish de pepinillos
- Cubos de caldo
- Salsa
- Vinagre: de vino y de sidra. Use vinagre balsámico en pequeñas cantidades
- Alcaparras, aceitunas y rábano picante
- Jugo de limón o de lima

Al elegir sus condimentos, siempre busque los que no sean azucarados, y sean sin azúcar o sin azúcar añadida.Debe buscar estos tipos.Evite los que tengan azúcar.

Edulcorantes artificiales
Puede incluir en su lista de mercado la sucralosa (como Splenda) y la sacarina (como SweetN' Low).Sin embargo, tómelas solo en pequeñas cantidades.También se permiten las alternativas naturales como el Eritritol y la Estevia.

Ingredientes para cocinar y hornear
Si sabe hornear, puede preparar sus propios postres bajos en carbohidratos.
Aquí está lo que se puede utilizar en la dieta baja en carbohidratos:

- Harina: las de almendra, coco y otros frutos secos son buenas alternativas.siempre guarde en el congelador su harina baja en carbohidratos para hacerla durar más tiempo, incluso más allá de su fecha de vencimiento.
- Como espesante puede usar la goma xantana.
- Como saborizante y colorante puede usar extractos de almendras, limón o

vainilla.Revise que no tenganazúcar añadida, pues debe evitarla.
- Incluya proteína de suero de leche en polvo, que es buena para batidos y bebidas que reemplazan la comida.Puede elegir entre chocolate, vainilla y sin sabor.
- Polvo de cacao sin azúcar o de chocolate amargo.
- Gelatina sin azúcar sin sabor.
- Palitos de carne deshidratada tipo jerky.
- Chicharrones de cerdo.Cuando se muelen, son un buen sustituto de las migas de pan

Frutas y vegetales
Las frutas y vegetales son siempre buenas fuentes de carbohidratos buenos.Aunque en la fase de inducción inicial no están permitidos los alimentos procesados, ahora ya puede comerlos aunque sin exagerar.Una vez que haya llegado a su peso objetivo, pueden añadir las frutas que desee.

Todavía debe tener en su dieta vegetales de hojas verdes y los de colores brillantes.Sin embargo, ahora puede añadir a su dieta vegetales con almidón.

Las frutas y vegetales se colocan de últimos en la lista porque la lista detallada es bastante larga.Estos son los más recomendados:

Frutas bajas en carbohidratos (porción, carbohidratos netos en gramos)

Frutas bajas en carbohidratos (porciones, carbohidratos netos en gramos)	
Cereza Acai, 1 oz, 5g	Kiwi, 1 entero, 8,7 g
Manzana, ½ pieza, 8,7 g	Mango, ¼ taza, 6,3 g
Albaricoque, ¼ taza, 3g	Parchita o Maracuyá, ¼ taza, 7,7 g
Aguacate, ½ taza, 1g	Durazno, 1 pequeño, 7,2 g
Bananas, ½ pequeña, 10,1 g	Peras, 1/2 de media, 10,3 g
Moras, ¼ taza, 2,7 g	Caqui, 1/2 de uno pequeño, 4.1g
Frambuesa azul, ½	Piña, ¼ taza, 4.8g

taza, 3,7 g	Ciruela, ¼ taza, 7,6 g
Arándano azul, ¼ taza, 4g	Granada, 1/4 de una, 10g
Melón, ½ taza, 7g	Nopal, 1 entero, 6,2 g
Cerezas, ¼ taza, 4,2g	Pasas, Golden, 1 cucharada, 6,8 g
Cocos, ¼ taza, 1,3 g	
Arándano agrio, ¼ taza, 2g	Pasas sin semilla, 1 cucharada, 6,8 g
Grosellas, ¼ taza, 4g	Frambuesas, ¼ taza, 1,7 g
Saúco, ¼ taza, 4g	
Grosella europea, ¼ taza, 9g	Frambuesa roja, ½ taza, 3,4 g
Uvas, ¼ taza, 6,7 g	Ruibarbo, ½ taza, 1,7 g
Toronja (roja), ½ fruta, 7,9g	
Guayaba, ½ taza, 5,3 g	Carambola, ¼ taza, 3g
Melaza, ¼ taza, 3,6 g	Fresas, en rodajas, ½ taza, 4,7 g
Limón, ¼ taza, 3-5 g	Mandarina, 1 pequeña, 8,8 g
	Sandía, ½ taza, 5,2 g

Vegetales bajos en carbohidratos

(porciones, carbohidratos netos en gramos)

Brotes de alfalfa, 1 taza/crudo, 0,4 g	Puerros, ¼ taza/hervido, 1,7 g
Rúgula, ½ taza/crudo, 0,2g	Lechuga Iceberg, ½ taza, 0,1 g
Corazones de alcachofas, 1/en agua, 1,0g	Champiñones, ½ taza, 1,2g
Espárragos, 6 tallos/hervido, 2.4g	Okra o quimbombó, ½ taza, 2,4g
	Aceitunas, verdes, 5, 2.5g
Aguacate, 1 entero/crudo, 3,5 g	Aceitunas, negras, 5, 0.7g
	Cebolla, ¼ taza/cruda, 2,8 g
Brotes de bambú, 1 taza/hervido, 1,1 g	Perejil, 1 cda, 0,1 g
	Guisantes, 1/2 taza con vainas, 3,4 g
Remolacha, ½ taza/enlatada, 4,7g	Pimientos, ½ taza crudos, 2,3 g
Col china, 1, 0,8g	Calabaza, ¼, taza/hervida, 2.4g
Brócoli, ½ taza/hervido, 1,6 g	Radicchio o achicoria roja, ½ taza/cruda, 0,7 g
Coles de Bruselas, hervidas, ¼ taza,	

- 2,4 g
- Repollo, ½ taza, 2,0g
- Coliflor, ½ taza, 1,0 g
- Apio, 1 tallo, 0,8g
- Acelga, ½ taza, 1,8g hervida
- Hojas de achicoria, ½ taza/cruda, 0,6g
- Cebollino, 1 cda, 0,1 g
- Berza, ½ taza, 4,2 g
- Pepino, ½ taza, 1,0 g
- Nabo japonés, ½ taza, 1,0 g
- Berenjena, ½ taza, 1,8 g
- Endibia, ½ taza, 0,0g
- Escarola, ½ taza, 0.0g
- Hinojo, 1 taza, 3,6 g
- Jícama, ½ taza, 2,5
- Rábanos, 10/crudo, 0,9 g
- Ruibarbo, 1/2 taza, sin azúcar, 1,7 g
- Lechuga romana, ½ taza, 0,2 g
- Sauerkraut o col agria, 1/2 taza de lata, 1,2g
- Calabaza cabello de ángel, ½ taza, 2,0g hervido
- Espinaca, cruda ½ taza, 0,2 g
- Calabacín amarillo, ½ taza, 2.0g, hervido
- Tomate, 1 crudo, 4,3 g
- Nabos, ½ taza, 2,2 g hervidos
- Castañas de agua, ½ taza/en lata, 6,9g
- Calabacín, 1/2 taza salteadas, 2,0g

g Col rizada, ½ taza, 2,4 g	

Ahora ya sabe qué hacer, ahora a comenzar. ¡Buena suerte!

Conclusión

¡Gracias otra vez por descargar este libro!
Espero que este libro le haya ayudado a empezar con el *Protocolo para Principiantes de la Dieta Baja en Carbohidratos*.Me ha ayudado a adelgazar, a desempeñarme mejor y a pensar más rápido.Realmente creo que el estilo de vida de dieta baja en carbohidratos es el camino a seguir para la mayoría de las personas.Una vez que haya pasado a través de la niebla inicial, hay todo un mundo nuevo al otro lado.

El siguiente paso es comenzar a tomar acción.No deje a un lado este libro sin antes comenzar a poner en práctica estos métodos.Muchas personas no habrán terminado aún este libro, usted sí, y ahora tiene el poder para comenzar a crear un estilo de vida libre de desorden por ahora y para siempre.

Le deseo la mejor de las suertes para su éxito continuado.

Antes de irnos, me gustaría decirle "gracias" por la compra de mi libro.

Usted podría haber escogido entre docenas de libros sobre cómo perder peso con la dieta baja en carbohidratos, pero usted tuvo oportunidad de ver este.

Así que, gracias por descargar este libro y por leerlo hasta el final.

Ahora me gustaría pedir un «pequeño» favor.Podría por favor tomarse un minuto o dos y dejar un comentario sobre este libro.Esta información me ayudará a seguir escribiendo el tipo de libros que ayudan a obtener resultados.

Y si le encantó el libro, entonces por favor déjemelo saber

Parte 2

Introducción

Todos los derechos reservados. Sin limitar los derechos bajo los derechos de autor reservados anteriormente, ninguna parte de esta publicación puede reproducirse, almacenarse o introducirse en un sistema de recuperación, ni transmitirse, de ninguna forma ni por ningún medio (electrónico, mecánico, fotocopiado, grabado o de otra manera) sin el permiso previo por escrito del propietario de los derechos de autor y el editor de este libro. Este libro está protegido por derechos de autor. Esto es solo para uso personal. No puede modificar, distribuir, vender, usar, citar o parafrasear ninguna parte o el contenido de este libro electrónico sin el consentimiento del autor o propietario de los derechos de autor. Ante su infracción, se emprenderán acciones legales.

Aviso de exención de responsabilidad
Tenga en cuenta que la información contenida en este documento es solo para fines educativos y de entretenimiento. Se ha usado una gran cantidad de energía y se ha hecho todo lo posible para proporcionar la información más actualizada, precisa, relativa, confiable y completa, pero se recomienda encarecidamente al lector que busque asesoramiento profesional antes de utilizar cualquier información contenida en este libro. El lector entiende que está leyendo y

utilizando la información contenida en este documento bajo su propio riesgo, y de ninguna manera el autor, el editor o cualquier afiliado serán responsables de cualquier daño. No hay garantías de ningún tipo, expresadas o implícitas. Los lectores reconocen que el autor no participa en la prestación de asesoramiento legal, financiero, médico o de otro tipo profesional. Al leer este documento, el lector acepta que bajo ninguna circunstancia el autor, el editor o cualquier otra persona afiliada a la producción, distribución, venta o cualquier otro elemento de este libro, es responsable de cualquier pérdida, directa o indirecta, en que se incurra como resultado del uso de la información contenida en este documento, incluidos, entre otros, errores, omisiones o inexactitudes. Debido a la velocidad con la que cambian las condiciones, el autor y el editor se reservan el derecho de alterar y actualizar la información contenida en este documento sobre las nuevas condiciones cuando lo consideren pertinente, pero no limitado a errores, omisiones o inexactitudes.

Capítulo 1 - ¿Qué es una dieta baja en carbohidratos?

¡Estoy muy emocionado por ti! Si estás leyendo hasta aquí, significa que realmente estás buscando un cambio en tu vida. Estás cansado de no vivir a tu máximo potencial y listo para comenzar a vivir de la manera que tenías previsto. Eso es genial, y ¡qué mejor manera de comenzar que creando el mejor cuerpo de tu vida!

Mantén ese entusiasmo alto porque eso es exactamente lo que lo llevará a alcanzar tus metas. La verdad es que el factor más importante en la obtención de tus metas eres tú. Tú eres el que debe "decidir". Simplemente debes hacer una elección que, sin importar qué pase, alcanzarás tu meta. Si simplemente haces esto, entonces estoy seguro de que tendrás éxito.

¡Entonces empecemos! Pero antes de saltar directamente a lo que debes comer y los detalles de la dieta, debemos asegurarnos de que estás al día con los conceptos básicos de una dieta baja en carbohidratos.

Si has estado haciendo dieta o al menos has intentado hacer algo con respecto a tu peso, es posible que hayas oído o leído sobre dietas bajas en carbohidratos. Algunas de las dietas de moda populares que pueden clasificarse como dietas bajas en carbohidratos incluyen la dieta SugarBusters, la conocida dieta South Beach, la siempre popularZoneDiet, Atkins, y casi cualquier otra dieta de la que hayas oído hablar.

Como ya debes saber, el término "dieta baja en carbohidratos" se ha aplicado a muchas dietas diferentes. Es una clasificación realmente amplia de diferentes dietas que limitan la ingesta de carbohidratos. Algunas personas las llaman dietas de bajo índice glucémico, mientras que otras se refieren a ellas como dietas con bajo contenido de carbohidratos.

El denominador común para estas dietas que pertenecen a la clase de "bajo contenido de carbohidratos" es que requieren, tal como lo sugiere su nombre, una dieta que excluya los alimentos que son ricos en carbohidratos. Estos son alimentos que se conocen como glucémicos. Hay listas de alimentos y su índice glucémico para guiar a las personas que siguen una dieta baja en carbohidratos.

Entonces, ¿qué tan bajo es bajo carbohidrato, realmente?

Puedes consultar a tu médico acerca de cuán baja en carbohidratos debe ser tu dieta; esta es la cosa más inteligente que debes hacer antes de involucrarte en cualquier dieta. Las pautas dietéticas en los Estados Unidos establecen que alrededor del 50 al 65 por ciento de la ingesta de calorías de una persona en un día determinado debe provenir de los carbohidratos.

En términos generales, simplemente debes tener menos de 50% a 65% de calorías provenientes de fuentes de carbohidratos de cualquier variante en tu dieta diaria. Hay dietas bajas en carbohidratos que recomiendan solo el 20% o menos de su ingesta calórica diaria. Si deseas tener una dieta baja en carbohidratos para perder peso, se recomienda mantener tu ingesta de ellos en menos del 20% de tu requerimiento calórico diario. Por supuesto, debes asegurarte de sustituir esto por otra fuente de calorías, principalmente vegetales. Con este drástico descenso en el consumo de carbohidratos, no todas las personas pueden manejar los cambios en la dieta.

Tu cuerpo reaccionará. Puedes sentirte incómodo debido a los antojos de carbohidratos a los que estás acostumbrado. Es por eso que tendrás que ajustar lentamente tu consumo hasta el punto en que tu cuerpo pueda adaptarse a la pérdida de ellos. Puede que pienses que es un enfoque un tanto impredecible, pero el hecho es que todos tienen una tolerancia diferente a la pérdida de carbohidratos.

Capítulo 2 - Diferentes enfoques para lograr resultados ideales

Ten en cuenta que diferentes dietas bajas en carbohidratos usarán diferentes enfoques para lograr los efectos deseados. Un enfoque es simplemente reducir la ingesta de carbohidratos de una persona inmediatamente. La idea detrás de este enfoque es bastante básica: cuantos menos carbohidratos consumas menos calorías ganas, punto.

Si cuentas las calorías y verificas los números, este enfoque puede sonar muy plausible. Estos tipos de dietas generalmente aconsejan no agregar azúcares ni usar fuentes de carbohidratos refinados.

La metodología es simple. Todo lo que tienes que hacer es deshacerte de los pedidos secundarios, las ayudas adicionales y los complementos de comidas en tu dieta que tienden a inflar tu ingesta de calorías. Otra forma de aplicar este enfoque es simplemente deshacerse de los alimentos blancos que sueles consumir, como la harina blanca, el azúcar blanco refinado, el arroz y cualquier otro grano blanco, y las papas (incluidas las blancas o amarillas).

El siguiente método consiste en determinar la cantidad de carbohidratos que necesita cada persona para hacer dieta y perder sus comidas para perder peso. Este método es menos drástico y mucho más seguro para las personas. Sigue la idea de que cada persona tiene una tolerancia a los carbohidratos diferente. Las personas mayores tienen más dificultad para digerir los carbohidratos. El objetivo de este enfoque es definir el nivel óptimo para cada individuo. Esta es básicamente una de las ideas detrás de la dieta South Beach y otras similares.

El último enfoque es enseñarle a tu cuerpo a usar las calorías de las tiendas en tu grasa corporal. Tu cuerpo está naturalmente en sintonía con el uso de la grasa para ganar energía. Le tomará tiempo a tu cuerpo dejar de usar la glucosa y concentrarse en el uso de la grasa almacenada. Este proceso se llama cetosis.

Las dietas que hacen uso de este proceso corporal se denominan cetogénicas. Ten en cuenta que algunos expertos médicos aplican algunas dietas de este tipo para tratar enfermedades crónicas como la epilepsia. Sin embargo, cuando este enfoque se aplica a la pérdida de peso, es mencionado por expertos como James Volek y Stephen Phinneyas como cetosis nutricional. Una de las fases de la dieta Atkins es en realidad de naturaleza cetogénica. Este enfoque no es adecuado para todos, pero hay personas que se han vuelto bastante exitosas para perder peso con dietas cetogénicas.

Durante las etapas iniciales de la cetosis, el cerebro se abstendrá de quemar cetonas. Al hacerlo, el cuerpo dejará de usar el glucógeno almacenado, pero en su lugar se concentrará en el uso de la grasa corporal almacenada. De este modo, tu cuerpo utilizará los carbohidratos almacenados solo cuando sea absolutamente necesario. Esto también ayuda a evitar que tu cuerpo se coma las proteínas almacenadas que se encuentran en tus músculos.

Capítulo 3 - El caso de la dieta Atkins: ser estricto o no

En este capítulo, analizaremos una de las dietas bajas en carbohidratos que se han hecho populares en los últimos años, la dieta Atkins. Revisaremos sus ventajas y desventajas y te permitiremos decidir si es adecuada para ti.

La dieta Atkins tiene cuatro etapas o fases: inducción, pérdida de peso continua, mantenimiento previo y mantenimiento. No hay un patrón establecido con el cual comenzar la fase uno. Sin embargo, es altamente alentador que las personas comiencen con la fase de inducción ya que preparará al cuerpo para la disminución de carbohidratos. Esta es también la fase en la que se produce la cetosis, ya que su cuerpo será inducido o forzado a quemar las reservas de grasa en lugar de las reservas de glucógeno.

Mirando la fase de inducción

Esta fase te ayudará a determinar tu nivel de tolerancia a los carbohidratos. Una vez que sepas con cuántos carbohidratos puedes vivir, la dieta se ajustará según como se comporta tu cuerpo. Tendrás que determinar cuántos carbohidratos puedes soportar perder. Una vez que se determina ese nivel, las personas que hacen dieta monitorearán el consumo de carbohidratos y mantendrán el nivel en el que pueden perder peso con éxito. La Inducción dura un período de dos semanas, pero también se recomienda permanecer más tiempo.

Alimentos permitidos

Las personas que siguen la dieta Atkins deben evitar las fuentes refinadas de carbohidratos. Puedes comer cualquier fuente de carbohidratos que sea denso en nutrientes. Al igual que cualquier dieta baja en carbohidratos, el énfasis en la elección de alimentos tiene que ver con la elección inteligente de sus fuentes de los mismos.

Se supone que las personas que hacen dieta obtienen la mayoría de sus carbohidratos de las verduras. A las personas que hacen dieta se les permite de 12 a 15 gramos de verduras cada día. También se les permite consumir proteínas, así como grasas. La mayoría de los tipos de quesos están permitidos, pero no los quesos frescos, como el queso de granja o el requesón. A las personas que hacen dieta solo se les permite de tres a cuatro onzas de queso por día.

Las fuentes de proteínas como los huevos, la carne y los mariscos están bien. También puedes comer de muchas fuentes de ácidos grasos omega 3 (por ejemplo, peces de agua fría, etc.). El aceite de oliva, el aceite de semilla de uva, el aceite de maní y el aceite de canola también están permitidos. Sorprendentemente, se permite la mayonesa regular con toda la grasa, así como la mantequilla.

Cuando se trata de bebidas, el agua es la

número uno (este es básicamente el caso de cualquier dieta baja en carbohidratos). Cualquier bebida que contenga azúcar no está permitida. Sin embargo, se permiten las sodas de dieta que se endulzan con Splenda (sucralosa). Splenda y Sweet'NLow (sacarina) son tus endulzantes básicos en esta dieta. Se permiten bocadillos bajos en carbohidratos, pero debes revisar la etiqueta para el contenido de azúcar.

Los pros y contras de la fase de inducción

La fase de inducción de la dieta Atkins ha recibido muchas críticas negativas incluso de los defensores de las dietas bajas en carbohidratos. Citan el hecho de que es demasiado restrictiva. Si miras los libros anteriores sobre la dieta Atkins, enfatizan esta fase como una parte extremadamente importante. Hoy en día, sin embargo, los autores tienden a desviarse de tales afirmaciones.

El lado bueno de esta fase es que el salto te inicia en el corazón mismo de las dietas bajas en carbohidratos. Vas a renunciar a un montón de carbohidratos en el inicio. Si estás acostumbrado a comer muchos carbohidratos, esta fase te permitirá hacer un giro de 180 grados hacia la otra dirección. De alguna manera, cambia drásticamente tus hábitos alimenticios de forma correcta en lo que debería ser una alimentación saludable.

En el lado negativo, esta dieta presenta un cambio radical que puede no ser tolerable para algunas personas. Sin embargo, los expertos dicen que en realidad puedes comenzar con un nivel de carbohidratos superior al que recomienda la Fase de inducción. Simplemente puedes trabajar en una disminución gradual de los carbohidratos a medida que progresas en la dieta.

Más ventajas y desventajas de las dietas bajas en carbohidratos

Aparte de la posibilidad de adquirir una colisión de carbohidratos mencionada anteriormente, hay algunos otros aspectos negativos sobre la dieta Atkins que debes conocer. Como se ha sometido a escrutinio, es posible que hayas oído hablar de una serie de cosas tanto positivas como negativas, incluidos los mitos y los conceptos erróneos.

Uno de los comentarios populares sobre la dieta Atkins es que el conteo de carbohidratos es un proceso meticuloso que requiere mucha planificación. Sin embargo, una vez que te hayas familiarizado con ella, no tendrás que seguir contando mucho.

El aburrimiento es otro punto negativo común entre todas las dietas bajas en carbohidratos. Con muy pocas opciones de comida, algunas personas eventualmente se aburren con la dieta. La respuesta a esto es mucha creatividad en opciones de comida y recetas bajas en carbohidratos.

Pasando al lado positivo, las personas que aman el bistec y la mantequilla estarán felices de notar que estos alimentos, que a menudo están prohibidos en otras dietas están nuevamente en el menú. Si bien esta dieta es restrictiva cuando se trata de carbohidratos y azúcares, en realidad es bastante indulgente con respecto a las otras delicias que normalmente anhelas. Dicho esto, se debe tener en cuenta que aún se supone que las personas que hacen dieta consumen una variedad de grasas, que incluyen grasas saludables como las del aceite de oliva, etc.

La dieta Atkins, así como otras dietas bajas en carbohidratos, es bastante fácil de aprender. Una vez que aprendas a contar los carbohidratos e identifiques los alimentos que puedes comer, no tienes que pensar mucho en todo lo demás. Otra cosa buena acerca de las dietas bajas en carbohidratos en general es que te recomendamos encontrar tu propia sensibilidad a ellos. Tienes la oportunidad de determinar cuántos carbohidratos necesitas eliminar de tu dieta y cuánto puedes tolerar.

Capítulo 4 - ¿Qué aspecto tiene una dieta baja en carbohidratos?

Entonces, ¿cómo se ve una comida de dieta baja en carbohidratos? Las siguientes son opciones de desayuno, opciones de almuerzo, opciones de cena y bocadillos que encontrarás en muchos planes de dieta baja en carbohidratos. Si deseas probar una dieta con un contenido de carbohidratos ligeramente más bajo que la que consumes actualmente, te sugiero que planifiques tus comidas durante 7 días y elijas entre las siguientes opciones.

Opciones de desayuno

Las siguientes son opciones de desayuno que puedes mezclar y combinar. Podrás tomar pan, huevos y cereales para el desayuno. La gran diferencia es que no serán tan pesados en su contenido de carbohidratos.

Panes: pan, muffins o galletas hechas con ingredientes bajos en carbohidratos como la harina de almendras o la harina de lino. Si extrañas los panqueques, también puedes encontrar mezclas de panqueques bajos en carbohidratos.

Cereales bajos en carbohidratos: elige cereales con alto contenido de fibra como FiberOne. Revisa la etiqueta y asegúrate de que los cereales que elijas sean realmente bajos en carbohidratos.

Huevos: La forma más fácil de cocinar los huevos es hervirlos. Ten en cuenta que un huevo duro contiene 0,5 gramos de carbohidratos netos. Pero eso no siempre es un sabroso manjar. Para agregar sabor a los huevos, conviértelos en una tortilla con algunos vegetales sobrantes echados en la mezcla.

Desayuno de frutas bajas en carbohidratos: las frutas son una excelente opción para desayunar con bajo contenido de carbohidratos. Ejemplos de ellos incluyen moras, arándanos y limones. Las siguientes frutas tienen un contenido medio de azúcar: melocotones, toronjas, fresas, albaricoques, papayas, guayabas, melones cantalupo, manzanas, melones verdes, meloneshoneydew, sandías, arándanos y nectarinas.

Ahora hay frutas que tienen un mayor contenido de azúcar, así que ten cuidado con estas: piña, peras, ciruelas, kiwi y naranjas. Las siguientes frutas rara vez se deben comer. Si lo haces, debes reducir tu ingesta de carbohidratos de otras fuentes. Las frutas con alto contenido de azúcar son las siguientes: plátanos, mandarinas, mangos, cerezas, higos y uvas.

Desayunos con cuchara: Seamos realistas. Hay mañanas en las que tendrás prisa y no tendrás tiempo para preparar una comida baja en carbohidratos. Puedes ir a recoger algunas de las frutas mencionadas anteriormente y puedes agregar algunos de los siguientes ingredientes: queso ricotta, yogur y queso cottage. Es un desayuno rápido, bastante sabroso, que puedes poner con gusto en tu corazón.

Ideas para el almuerzo

El almuerzo es una de las comidas importantes del día. Es tu descanso a mitad de camino en tu jornada laboral de ocho horas o día escolar. Los almuerzos suelen hacerse a toda prisa. Los que no tienen tiempo para preparar su almuerzo se podrían sentir obligados a ir a por la comida rápida, que normalmente consiste en una hamburguesa, una soda de gran tamaño y algunas papas fritas al lado. Este almuerzo se come tan rápido como se ordena. No hace falta que un dietista diga que esto no es saludable en absoluto.

Básicamente, debes tratar de desviarte de las ideas habituales para el almuerzo y apegarte a opciones de alimentos más saludables que sean bajas en carbohidratos. Obtendrás la energía que necesitas para completar tu día sin consumir las grasas que te hacen subir de peso. Las siguientes opciones te darán mucho para elegir cuando planifiques los almuerzos de la semana. Son relativamente fáciles de preparar y saben tan bien como cualquier buen almuerzo que hayas probado.

Ensalada, no sandwich

Muchas personas crecieron con la idea de tener sándwiches para el almuerzo. Un par de rebanadas de pan blanco con verduras y carne en el medio habría sido el almuerzo perfecto, si no tienes sobrepeso. Si estás tratando de perder peso, es mejor que te saltes el pan blanco y te adhieras a las cosas del medio.

Ir con verduras, queso y carne. Cuando lo piensas, esta sugerencia suena más como una ensalada. Las ensaladas son la mejor manera de ir cuando haces el almuerzo mientras viajas, incluso si estás en una dieta baja en carbohidratos.

Opciones de ensalada: la opción de ensalada más común es la buena y vieja ensalada del chef: una porción de lechuga iceberg (del tamaño de una pelota de tenis) picada, un huevo duro, embutidos y una pizca de queso. Eso ya se ve muy bien y es una gran opción para perder peso también. Sin embargo, no será demasiado apetecible si lo almuerzas todos los días durante siete días.

La buena noticia es que hay muchas

opciones de ensaladas para el almuerzo cuando estás en una dieta baja en carbohidratos. Al elegir las ensaladas verdes, es mejor optar por las verdes más oscuras. Definitivamente son más nutritivas. Al menos, sabes qué tipo de verdes envasados se supone que debes obtener de la tienda de comestibles.

Un montón de hojas con especias y algunas otras verduras no hacen una ensalada mala. Lo que realmente hace que una ensalada sea una verdadera ensalada azul es el aderezo. Sin embargo, no todos los aderezos harán maravillas con tu dieta baja en carbohidratos. Los siguientes aderezos para ensaladas funcionarán mejor para tu plan:

Aderezo de Ensalada César:

- 0.5 gramos de carbohidratos netos
- Aceite y vinagre: 1 gramo de carbohidratos netos
- Aderezo ranch: 1.4 gramos de carbohidratos netos
- Queso azul: 2,3 gramos de carbohidratos netos
- Jugo de lima: 2.8 gramos de carbohidratos netos
- Jugo de limón: 2.8 gramos de carbohidratos netos
- Aderezo italiano: 3 gramos de carbohidratos netos

NOTA: Todas las porciones en esta lista son 2 cucharadas. No agregues azúcar al aderezo.

Con la variedad de ensaladas y opciones de aderezo disponibles, puedes preparar las siguientes ensaladas: ensalada de pollo tailandesa, ensalada griega, ensalada de atún, ensalada picada con pollo, hojas verdes con salmón y ensalada de tacos bajos en carbohidratos, entre muchas otras.

Opciones de almuerzo un poco más pesadas: hay personas que desean un almuerzo un poco más pesado, lo cual es comprensible si haces una dieta baja en carbohidratos por primera vez. Hay opciones de almuerzo que son excelentes para quienes hacen dieta y quieren evitar muchos carbohidratos.

Las siguientes son algunas de tus mejores opciones de almuerzo para comidas más pesadas bajas en carbohidratos:

- Salmón al horno (200 gramos), chícharos, hojas verdes y un chorrito de jugo de limón.
- Verduras de temporada cortadas en cubitos (1 taza), sopa de miso (225 ml).
- Pollo a la parrilla (180 gramos) con una ligera pizca de jugo de limón recién exprimido, arroz integral (1 taza).
- Una porción de sopa de miso (300 ml), tofu a la parrilla y bokchoy (100 gramos).
- Pollo al horno (180 gramos sin piel) con sabor a vinagreta (15 ml).
- Atún enlatado (95 gramos), cebollas picadas, lechuga (1 taza) y ralladura de limón.
- Masa madre (1 pieza), huevos revueltos

(2 piezas), media taza de tomates cortados en cubitos.

- Quínoa cocida (1 taza), brócoli al vapor (una taza), nueces (10 gramos).
- Bistec frito (5 onzas), champiñones (1 taza) más hierbas, judías verdes al vapor (1 taza).
- Hamburguesas (menos los bollos); puedes ir a tu lugar favorito de hamburguesas, pedirlas sin pan o simplemente quitar las hamburguesas tú mismo. No recibas pedidos adicionales como papas fritas o aros de cebolla y no deberías recibir ninguna bebida azucarada, solo el agua servirá.

Opciones de cena

Las cenas pueden ser tentadoras, especialmente si tus platillos reducidos en carbohidratos se sirven junto con lo que el resto de la familia está comiendo. A veces, perder peso es una empresa solitaria. Necesitas la ayuda y el apoyo de toda la familia, especialmente cuando llega la hora de la cena, cuando todos están reunidos alrededor de la mesa. Si tienes la suerte de tener a la familia en el mismo lugar, todos pueden comer la misma comida baja en carbohidratos durante la cena.

Las siguientes son opciones sabrosas para la cena que son definitivamente bajas en carbohidratos. Son lo suficientemente deliciosas para que el resto de la familia pueda disfrutar de los mismos platos contigo. Puedes crear tus planes de comidas para una semana completa y elegir cualquiera de los platos mencionados aquí.

Albóndigas al horno

Solo necesitas media libra de carne de cerdo molida, redonda y cordero molido. También necesitarás un huevo, espinacas picadas (5 onzas), 1 cucharadita de ajo (picada), 1 cucharadita de sal, 1 cucharadita de albahaca seca, media cucharadita de pimienta molida y media taza de pan rallado.

Tienes que mezclar todo, excepto las migas de pan, por supuesto. Coloca la mezcla en la nevera y déjala allí durante 24 horas. Sácalo a la noche siguiente, precalienta tu horno a 400 grados Fahrenheit. Convierte la mezcla en bolas de 1.5 onzas, enróllalas sobre las migas de pan, colócalas en una hoja y hornéalas durante 20 minutos. Puedes colocar las bolas en tazas individuales para muffins si quieres.

Una porción tendrá unas cuatro albóndigas. ¡Solo produce 10 gramos de carbohidratos! Esta comida también te proporciona 432 calorías. Incluso tus hijos no se quejarán de este elemento del menú bajo en carbohidratos.

Calabaza Espagueti

Siempre hay espacio para los espaguetis en los menús bajos en carbohidratos. Cocinarás espaguetis de la misma manera que antes, pero en lugar de usar la pasta habitual, usarás la calabaza espagueti, que tiene un contenido de carbohidratos más bajo. La pasta regular te dará 42 gramos de carbohidratos por porción, mientras que la calabaza espagueti solo producirá 10 gramos de carbohidratos por porción. También tendrás una barriga completa con solo 42 calorías en su cena de spaghetti squash baja en carbohidratos.

Sopa de Coliflor

Esta no es una receta de coliflor pura, por lo que no tienes que preocuparte por llenarte con una sola verdura. Necesitarás cinco rebanadas de tocino (picado), cebolla en polvo (1 cucharadita), 1 tallo de apio (picado), agua (2 cucharadas), harina (2 cucharadas), sal y pimienta, coliflor rallada (4 tazas), queso cheddar rallado (12 onzas), 2 cebollas verdes picadas y 2 tazas de caldo de pollo.

Mezcla un cuarto de caldo de pollo más harina y déjalo a un lado. Saltea el tocino y colócalo sobre toallas de papel cuando estén crujientes, para eliminar el exceso de grasa. Saltear las cebollas, el ajo y el apio; condimentar con sal y pimienta.

Después de eso, puedes agregar la coliflor, el caldo de pollo, el agua y la leche y hervir. Agrega la harina y la mezcla de caldo de pollo y cocina a fuego lento durante 3 minutos o hasta que la sopa se haya espesado. A continuación, puedes agregar el tocino y el queso cheddar. Puedes cubrir la sopa con gotas de salsa picante o cebollas verdes picadas.

Esta receta hace un total de ocho porciones. Solo proporciona siete gramos de carbohidratos y es una cena muy satisfactoria.

Otras ideas para la cena: hay muchas ideas para la cena baja en carbohidratos que vendrán y definitivamente no perderás los carbohidratos una vez que estés lleno de estos alimentos realmente sabrosos y satisfactorios. Aquí hay algunas ideas más para la cena bajas en carbohidratos:

- Salmón al Horno (200 gramos)
- Atún en conserva (95 gramos)
- Pollo a la plancha (180 gramos)
- Tofu a la plancha (100 gramos)
- Trucha a la plancha (200 gramos)
- Ensalada de frijoles mezclados

- Opciones de comida vegetariana

Cuando realices un plan de menú de 7 días con bajo contenido de carbohidratos, debes reemplazar la mayor parte de los carbohidratos que normalmente comes con verduras. Se recomienda que consumas alrededor de 12 a 15 gramos de carbohidratos netos provenientes de vegetales. Una porción sería del tamaño de una pelota de tenis. Aquí hay algunos fragmentos rápidos de información que puedes usar cuando prepares verduras para tus comidas:

- Brotes de alfalfa: tamaño de la porción 16 gramos; 0,2 g de carbohidratos netos
- Espárragos: sirviendo lanzas de tamaño 6; 2.4 g carbohidratos netos

- Corazones de alcachofa: tamaño de lata 1 lata; 1 g de carbohidratos netos
- Brócoli: tamaño de la porción 80 gramos; 1,7 g de carbohidratos netos
- Apio: porción de tallo 1; 0,4 g de carbohidratos netos
- Cebolletas: servir 1 cucharada; 0,1 g de carbohidratos netos
- Coliflor: tamaño de la porción 60 gramos; 1.4 carbohidratos netos
- BokChoy: tamaño de la porción 70 gramos; 0,4 g de carbohidratos netos
- Lechuga iceberg: tamaño de la porción 70 gramos; 0,2 g de carbohidratos netos
- Lechuga romana: tamaño de la porción 45 gramos; 0,4 g de carbohidratos netos

- Champiñones: tamaño de la porción 35 gramos; 1.2 g de carbohidratos netos
- Col rizada: tamaño de la porción 65 gramos; 2.4 g carbohidratos netos
- Puerros: tamaño de la porción 50 gramos; 3.4 g carbohidratos netos
- Judías verdes: tamaño de la porción 100 gramos; 4,1 g de carbohidratos netos
- Aceitunas verdes: tamaño de la porción 5 piezas; 0,1 g de carbohidratos netos
- Aceitunas negras: tamaño de la porción 5 piezas; 0.7 g de carbohidratos netos
- Sauerkraut: tamaño de la porción 70 gramos; 1.2 g de carbohidratos netos
- Cebolla: tamaño de la porción 20 gramos; 4,3 g de carbohidratos netos

- Calabaza espagueti: tamaño de la porción 40 gramos cuando se hierve; 2.0 g de carbohidratos netos
- Okra: tamaño de la porción 80 gramos; 2.4 g carbohidratos netos
- Espinacas: tamaño de la porción 90 gramos; 2,2 g de carbohidratos netos
- Guisantes de nieve: tamaño de la porción 60 gramos; 3.4 g carbohidratos netos
- Tomates: tamaño de la porción 60 gramos; 4,3 g de carbohidratos netos

Opciones de refrigerio

En caso de que tengas hambre en algún momento de tu dieta baja en carbohidratos, es posible que desees engullir algunos bocadillos para frenar el deseo sin agregar más carbohidratos. Puedes incluir cualquiera de los siguientes en tus planes de comidas:

- Una manzana + 10 anacardos
- 1 plátano + 10 anacardos
- Una banana + 5 nueces de Brasil
- Jugo de limpieza del hígado (raíz de jengibre, remolacha, ½ zanahoria de tamaño regular y apio)
- 10 anacardos
- 30 gramos de hummus + 1 pedazo de pan de pita integral sin refinar
- 30 gramos de frutas secas mixtas (ver el contenido de azúcar)
- 1 pita de trigo integral con ¼ de aguacate
- Un plátano de tamaño regular

- 1 naranja + 5 nueces de Brasil (solo hay que amar a Brasil)
- 30 gramos de hummus + palitos de zanahoria
- 1 zanahoria picada + 4 aceitunas
- Banana StrawberryShake (tratamiento de trampa - ¡úsalo solo una vez a la semana!)

Capítulo 5 - Cómo hacer tu plan de comidas bajas en carbohidratos de 7 días

Este es el punto en el que le darás sentido a todo. En el capítulo anterior te dimos una lista de alimentos, comidas y recetas que puedes preparar para comenzar una dieta baja en carbohidratos.

El siguiente paso es hacer un plan de comidas para los días uno al siete. Elige una opción de desayuno para cada uno de los siete días. Elige una opción de almuerzo para cada día. Y elige una opción de almuerzo para cada día.

El secreto de 6 horas

Ahora, la idea es no pasar hambre en un período de seis horas. Estás acostumbrado a comer muchos carbohidratos durante el día y una buena estrategia para ayudarlo a superar cualquier hambre y ansiedad es tener bocadillos bajos en carbohidratos listos para consumir dentro de un período de seis horas.

Cuando se trata de bocadillos, simplemente puedes ir a comer o hacer un horario como el que hiciste para el desayuno, el almuerzo y la cena. Ten una buena bebida baja en carbohidratos lista en una botella para que no te sientas tentado a tomar una lata de refresco o cualquier bebida azucarada. Si debes endulzar tu bebida, asegúrate de usar Splenda (sucralosa) o Sweet'NLow (sacarina).

Ejemplo de plan de comidas de un solo día

- Desayuno: tostadas de masa fermentada (1 rebanada solamente) + 50 gramos de ricotta; rociar con 2 cucharadas de miel
- Snack: Palitos De Zanahoria Y Hummus
- Almuerzo: Atún enlatado (95 gramos) + limones y lechuga cortados en cubitos
- Snack: 30 gramos de frutas secas mixtas + anacardos (10 piezas)
- Cena: Pollo a la parrilla (180 gramos) con brócoli al vapor.
- Bebidas durante el día: té (endulzado con Splenda si se desea), agua (ocho vasos).

Conclusión

¡Gracias de nuevo por comprar este libro sobre la mejor manera de implementar una dieta baja en carbohidratos en tu programa de alimentación!

Espero que este libro haya podido ayudarte a comprender mejor los principios de una dieta baja en carbohidratos y las estrategias que puedes utilizar para lograr el cuerpo con el que has estado soñando.

¡El siguiente paso es comenzar!

Los consejos en este libro no te darán resultados drásticos. Lo que te han dado son estrategias flexibles y factibles para comenzar con una dieta baja en carbohidratos. Poner en práctica estas estrategias depende de ti. La dedicación a las estrategias de tu dieta determinará tu éxito. La dieta baja en carbohidratos funciona, pero solo si te adhieres a lo que requieres.

Una vez que te sientas cómodo con la estrategia indulgente y fácil de seguir baja en carbohidratos descrita en este libro, puedes pasar a dietas más restrictivas, si deseas lograr resultados más rápidos. Lo importante es condicionar tu cuerpo a una dieta baja en carbohidratos o al menos a una dieta de carbohidratos semi-restringidos. Una vez que hayas dado ese primer paso, puedes pasar a una mayor pérdida de peso utilizando soluciones más estrictas de dieta baja en carbohidratos.

Finalmente, si disfrutaste de este libro,

tómate el tiempo para compartir tus opiniones y publicar una reseña. ¡Sería muy apreciado!

¡Gracias y buena suerte!